AF495535

41

DE LA NÉCESSITÉ

DE RECOURIR PROMPTEMENT

A LA CAUTÉRISATION

DANS LE

TRAITEMENT DE LA PUSTULE MALIGNE,

PAR LESAING,

DOCTEUR EN MÉDECINE,

Médecin de l'hôpital de Blâmont, Membre correspondant de la Société royale des sciences, lettres et arts de Nancy, de la Société d'émulation des Vosges, des Sociétés de médecine de Strasbourg et de Nancy, associé libre de la Société centrale d'agriculture de la Meurthe, correspondant de l'Académie de l'industrie agricole, manufacturière et commerciale.

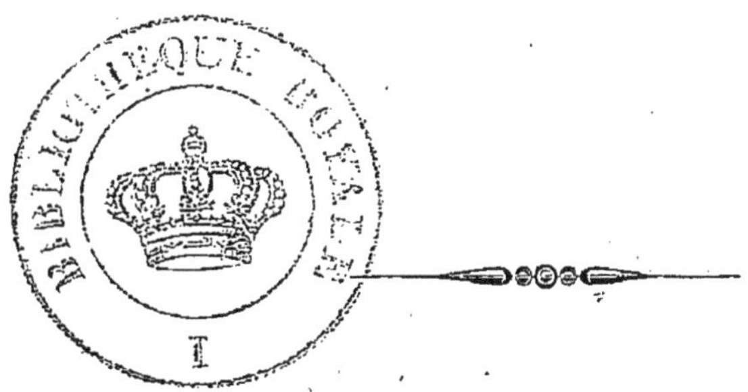

STRASBOURG,

IMPRIMERIE DE G. SILBERMANN, PLACE SAINT-THOMAS, 3.

1846.

DE LA NÉCESSITÉ

DE RECOURIR PROMPTEMENT

A LA CAUTÉRISATION

DANS LE

TRAITEMENT DE LA PUSTULE MALIGNE.

Principiis obsta.

Un des plus habiles médecins de l'Italie, le célèbre Baglivi, a dit avec une haute raison que l'art de la médecine repose sur des observations intelligentes : *Ars medica est tota in observationibus*. C'était aussi l'opinion du père de la médecine, le fameux Hippocrate, qui nous a laissé à cet égard des exemples et des préceptes immortels.

On conçoit, en effet, que l'expérience est le meilleur des maîtres, et que, dans la pratique de l'art de guérir, on regarde toujours comme un vrai trésor les observations qui sont décrites avec soin, avec talent et conscience.

Les hommes éclairés forment ainsi la base d'un enseignement à l'abri du moindre doute; et, en consignant chaque jour des faits nouveaux ou plus nombreux, on enrichit la science médicale, on agrandit son domaine, on facilite ses progrès, et on rend un service incontestable à l'humanité.

Ces documents, ces mémoires, ces rapports et ces heureux essais qui sont recueillis dans les annales de la science, forment un répertoire d'une immense utilité; ils deviennent comme la mine inépuisable où des praticiens habiles vont puiser de sages conseils, quand ils continuent à s'inspirer dans l'étude et qu'ils ont la noble et heureuse pensée de corroborer ou de réformer les principes suivis par leurs prédécesseurs. C'est ainsi qu'à côté des soulagements partiels qu'on procure à l'humanité souffrante, on peut encore laisser après soi quelques travaux qui ne seront pas sans fruits pour le bien de nos semblables.

La maladie qui a provoqué de ma part les observations suivantes est tellement funeste aux ouvriers de plusieurs classes de la société, qu'on ne saurait trop les prémunir contre le danger qu'elle présente et contre l'incurie qu'ils montrent souvent à s'en préserver.

Il arrive quelquefois que la pustule maligne se développe spontanément, comme le rapporte Bayle, qui a vu cette affection régner épidémiquement dans plusieurs villages, sans qu'aucune épizootie s'y fût manifestée et sans qu'on ait vu mourir aucun animal du charbon. On remarque cependant que dans le plus grand nombre de cas, elle est transmise à l'homme, soit par le contact des animaux malades, soit par le fluide septique pris sur ces animaux et déposé sur l'épiderme par des insectes[1].

[1] Je crois pouvoir les rapporter aux genres Taons (*Tabanus*) et à quelques autres diptères (*Muscæ*) très-connus par les tourments qu'ils font éprouver aux bestiaux dont ils percent la peau avec leur suçoir pour extraire le sang. Ils vivent sur toutes les substances animales privées de vie et en décomposition; après avoir humé les matières fluides répandues à la surface du corps, ils se jettent sur les hommes qui très-souvent ne peuvent se mettre

Pendant les mois brûlants de juillet et d'août de l'année 1842, on remarquait une grande quantité de mouches[1] dont la piqûre, lors même qu'elle ne contenait pas de venin, était toujours suivie d'une petite tumeur de couleur blanche, accompagnée d'un violent prurit qui persistait plusieurs jours et engendrait quelquefois une *phlyctène* dont la guérison se faisait attendre une huitaine de jours.

Les causes qui ont donné lieu au développement de cette affection ont toujours été externes. Elle a été engendrée par le contact d'animaux atteints ou morts de maladies charbonneuses, et par celui de leurs cuirs qui avaient conservé encore la faculté de transmettre le principe contagieux dont ils étaient imprégnés, dans le cas même où ils étaient complétement desséchés; enfin, elle s'est communiquée au moyen de l'inoculation du poison par les insectes qui avaient reposé sur le corps ou sur les dépouilles fraîches des animaux infectés du charbon.

C'est à cette dernière cause que j'attribue la maladie dont je vais décrire les symptômes et les caractères. Ces observations me paraissent très-intéressantes, et, pour ne rien omettre, je dois parler aussi d'une chèvre sur la dépouille de laquelle il est probable que les mouches ont puisé le venin qui a causé des accidents si graves; cette chèvre avait été atteinte d'un *typhus* contagieux dont il faut également apprécier l'origine et la nature.

à l'abri de leurs poursuites. Ils déposent sous l'épiderme le liquide venimeux qui, bientôt absorbé et porté dans le torrent de la circulation, développe les accidents les plus graves et détermine quelquefois la mort de la malheureuse victime avant qu'elle ait pu se douter du danger qui la menace.

1 Les caractères de ces diptères m'ont conduit à en déterminer le genre et l'espèce; c'était la mouche-bourreau (*musca carnifex*) dont la couleur était d'un vert métallique obscur, les ailes hyalines, le corps noir et long de huit millimètres; la forme celle de la mouche commune.

On se rappelle que durant l'année 1842, la température de l'atmosphère fut excessivement chaude et se maintint au même degré pendant quatre mois. Cet état de sècheresse et de chaleur intense pouvait renfermer, sans doute, les conditions nécessaires pour produire le germe des nombreuses affections charbonneuses qui ont dévoré les troupeaux, et pour en favoriser le développement. Broussais prétend « que les animaux surexcités par les fatigues et par la chaleur y sont très-sujets; les liquides, ajoute-t-il, se suranimalisent, le sang et les humeurs acquièrent un haut degré de virulence et donnent lieu à des anthrax et à des charbons. »

Ce typhus a affecté principalement les moutons, les chevaux, les porcs et les chèvres. Il s'est transmis des animaux malades aux animaux sains de même espèce et d'espèces différentes; il s'est communiqué à l'homme, soit directement, en dépouillant les cadavres, ou indirectement, par la piqûre de certains insectes.

Au début de la maladie, les animaux avaient de la peine à se mouvoir; les yeux paraissaient abattus; la bouche était sèche, la soif intense, la respiration accélérée, et la fièvre avait une grande intensité; symptômes qui accompagnaient l'apparition de tumeurs circonscrites, emphysémateuses et qui se développaient sur les différentes parties du corps : sur la tête, le poitrail et principalement sur les parties latérales de l'abdomen. C'est alors que l'oppression devenait plus grande et faisait périr l'animal. Il est quelquefois arrivé qu'il succombait avant que les tumeurs fussent développées.

L'autopsie laissait voir une infiltration de sérosité dans le tissu cellulaire, des portions de muscle noircies, une nflammation du tube digestif, la séparation de l'épiderme du derme, et des phlyctènes remplies d'un liquide trouble et fétide. Ce sont là, dans leurs généralités, les caractères que nous avons remarqués dans la maladie contagieuse qui a frappé certains animaux en 1842. J'arrive maintenant aux accidents qu'elle a provoqués chez quelques habitants de nos campagnes.

Obs. I. Une jeune femme du village de Frémonville étant allée, un matin, donner à manger à sa chèvre, la trouva malade et triste ; elle avait une soif très-grande et elle refusait la nourriture; elle tournait la tête à droite et à gauche; elle se couchait et se relevait aussitôt. Dans la pensée que cette chèvre était atteinte du charbon, elle la fit abattre et dépouiller, puis elle étendit la peau sur la porte de sa chambre pour la faire sécher. Quelle pouvait être la cause qui avait engendré cette affection? Les émanations contagieuses du typhus qui existait dans le village, ou plutôt la communication du virus par des mouches qui l'auraient recueilli sur des chairs d'animaux morts, peut-être du typhus, ou sur les dépouilles d'animaux en décomposition que le pâtre conservait dans des caveaux pour alimenter ses chiens? Cette dernière supposition nous paraît plus probable.

Cette malheureuse femme fut bientôt victime de l'inconséquence qu'elle avait commise. Car le lendemain elle fut piquée sur la partie moyenne de la face externe du bras où il survint une tumeur rouge qui fut bientôt surmontée d'une phlyctène avec chaleur brûlante, fièvre, inappétence, insomnie, vertiges augmentant pendant la journée. Le lendemain, les accidents avaient redoublé d'intensité, les jambes manquaient de force, les défaillances étaient fréquentes, le pouls intermittent; enfin cette femme, soupçonnant qu'un simple furoncle n'engendrerait pas des accidents aussi formidables, n'écouta plus les conseils de quelques personnes qui riaient de sa frayeur, ainsi que de la résolution qu'elle avait prise de consulter un médecin; elle me pria d'examiner son bras et de lui indiquer le traitement à suivre pour obtenir la guérison.

J'appliquai sur-le-champ la pâte caustique de Vienne, que je laissai agir pendant dix minutes; j'enlevai ensuite l'appareil pour panser avec des compresses imbibées d'eau chlorurée.

L'escharre avait le diamètre d'une pièce de deux francs; elle était d'un gris foncé et comprenait toute la phlyctène.

Le lendemain, presque tous les accidents avaient cessé; la céphalalgie existait encore, mais les angoisses et les vertiges avaient disparu; en un mot, le venin n'agissait plus.

Les jours suivants, le mieux continua; l'escharre fut pansée avec l'onguent styrax et le bras couvert de fomentations chlorurées, de manière que dans l'espace de quinze jours la cicatrice fut à peu près complète.

Il est à présumer que la cause qui donna lieu au développement de la maladie de cette femme, agit également sur son voisin qui, forcé de rester en plein air à cause de sa profession de cordier, y fut facilement exposé.

Obs. II. Friche, de Frémonville, âgé de trente-six ans, d'un tempérament bilieux, sanguin, et d'une très-forte constitution, comme le prouvent les divers accidents dont sa vie est parsemée. A l'âge de seize ans il reçut à la tête un coup de corne de vache qui nécessita l'opération du trépan. L'année suivante, il tomba du haut d'un grenier et perdit connaissance pendant un temps considérable. Dans un âge plus avancé il reçut à la poitrine un coup de timon de voiture qui le renversa et le priva de sentiment pendant trois heures; à la suite de quoi il éprouva une céphalalgie assez intense, accompagnée d'obscurcissement de la vue et d'un effet d'optique assez singulier: les objets lui paraissaient très-petits et les hommes se présentaient à lui ayant tout au plus le tiers de leur grandeur et de leur grosseur. Cet état dura pendant quelque temps et disparut ensuite complétement.

Le 15 août de l'année 1842, Friche ressentit une légère démangeaison avec un picotement assez vif à la joue; il ne fit pas attention à ce qu'il éprouvait; le 16, les démangeaisons persistant, il découvrit sur la joue une petite tumeur dure, circonscrite, surmontée d'une vésicule qu'il prit pour un clou. Il y avait inappétence et insomnie. Le 17, devant voyager, il se rasa et coupa le bouton sans en ressentir de douleur. De retour, il se plaignit de fatigue et de maux de tête accompagnés de quelques étourdissements; la tumeur avait augmenté de volume, ainsi que la phlyctène.

Le 19, la nuit fut très-mauvaise; la fièvre devint forte, la soif intense, la joue, les paupières et le cou s'engorgèrent; la tumeur devint livide, la vésicule s'élargit et il se développa plusieurs autres petites phlyctènes isolées tendant à se réunir.

Quelques jours s'écoulèrent dans des douleurs et des angoisses que le malade attribuait toujours au furoncle, dont il attendait la suppuration.

Le 29, les symptômes de la maladie s'aggravent et décèlent une affection générale, profonde; le pouls est très-petit, inégal, intermittent; la langue est brune et sèche; la soif ne peut être étanchée; l'accablement et les anxiétés continuent; la respiration est courte, suspirieuse; les vertiges accompagnent des chaleurs internes entremêlées de frissons; l'engorgement de la face est considérable, remarquable par la dureté et par la tension à laquelle se joint une ardeur brûlante. Les téguments et la membrane muqueuse participent à l'inflammation et sont colorés en rouge livide. La sérosité des phlyctènes coule en abondance et laisse voir la tumeur passée à l'état gangréneux, menaçant d'étendre considérablement ses ravages et de détruire une grande partie de la joue. Une salivation très-abondante s'écoule continuellement de la bouche.

Les souffrances sont intolérables, la respiration devient toujours plus pénible; la fièvre est des plus violentes; les vertiges et les anxiétés redoublent d'intensité; les urines sont noires et rares, le malade est menacé de syncope.

La maladie faisait des progrés si rapides, que la cautérisation avec les caustiques devenait impossible.

Je pratiquai d'abord deux incisions sur la membrane muqueuse en suivant la direction horizontale de l'arcade dentaire; cette membrane était dure, sèche et criait comme du cuir sous l'action du bistouri qui ne détermina aucun épanchement de sang et ne provoqua pas de douleur. Le mal était profond et réclamait de prompts secours; je fis chauffer à blanc un fer à gauffrer et je cautérisai toute la membrane muqueuse qui tapissait la joue, sans que le patient accusât de souffrance. De l'eau chlorurée servit à faire des lotions à l'extérieur et à gargariser la bouche.

Le lendemain, il n'y a plus de vertiges ni d'anxiétés; le pouls est moins concentré, plus régulier; la face est toujours énorme; les phlyctènes s'étendent jusqu'à l'œil.

Le 29, presque tous les accidents ont disparu; le pouls commence à se relever; l'amélioration est notable. Des plumasseaux de charpie couverts de styrax sont appliqués sur la plaie; la salivation continue à fatiguer le malade.

Enfin, l'escharre se détache insensiblement. Au bout de quinze jours, un énorme lambeau de membrane muqueuse, entraînant les muscles et une partie de la peau, tombe complétement et laisse apercevoir une large plaie à la joue; elle s'étendait depuis la commissure des lèvres jusqu'à la pommette, en décrivant un arc de la longueur de 85 millimètres, redescendait perpendiculairement pour former un angle dont un côté se dirigeait vers la bouche, longeait la base de la mâchoire inférieure et remontait au-dessus de l'éminence du menton pour aller se terminer à la partie moyenne de la lèvre inférieure. Les bords de la plaie étaient durs et frangés.

Cette ouverture immense, à travers laquelle on apercevait les arcades dentaires, laissait échapper continuellement une grande quantité de salive.

La plaie se cicatrisa en peu de temps, et la réunion réclamée par Friche fut arrêtée; mais je ne la pratiquai que six mois après, voulant donner le temps à l'inflammation de disparaître entièrement, aux téguments de se ramollir, de se fortifier, et à la plaie de diminuer de grandeur.

Le 10 juillet fut le jour choisi pour opérer cette greffe.

Le malade étant assis en face d'une fenêtre bien éclairée, je fis appuyer la tête contre la poitrine d'un aide, et au moyen de ciseaux courbes sur le plat, j'avivai la cicatrice sur toute la longueur du bord, dans une ligne séparant la partie rouge qui était revêtue d'une mince pellicule, de la partie couverte par la peau; cette incision partait de la commissure des lèvres, traçait un angle qui remontait jusqu'à la pommette, puis redescendait perpendiculairement jusqu'à la base de la mâchoire inférieure où elle formait de nouveau un angle, se prolongeait ensuite le long de la branche de cette mâchoire jusqu'à la partie moyenne de la lèvre inférieure.

Je détachai ensuite avec un bistouri la portion du bord de la cicatrice qui adhérait fortement à toute la longueur de la base de l'arcade dentaire et qui ne pouvait s'étendre pour aller à la rencontre du lambeau supérieur.

Cette excision, qui avait à peu près seize centimètres de longueur, étant faite, je procédai immédiatement à la réunion des bords avivés, en pratiquant la suture entortillée. Je fixai trois aiguilles depuis la pommette jusqu'à l'angle inférieur de la plaie, puis je maintins, par trois autres aiguilles, les téguments que je fis remonter depuis le cou, pour les affronter avec le lambeau supérieur; enfin, j'amenai la lèvre inférieure à la rencontre de ce lambeau, et je les réunis au moyen de deux aiguilles, ayant soin de donner à la bouche une ouverture suffisante.

La suture pratiquée, je la couvris d'une compresse maintenue par une mentonnière, et je recommandai à l'opéré le silence et l'éloignement de tout ce qui pourrait le faire tousser. Il fut mis à la diète et à l'eau sucrée.

Le troisième jour, j'enlevai une aiguille supérieure, le quatrième, j'en détachai deux autres sans détortiller le fil, et le cinquième jour, je fis disparaître les aiguilles qui restaient. La réunion et la cicatrisation étaient complètes, ainsi que le représente la figure ci-jointe.

On ne saurait se figurer le bonheur qu'éprouva ce malheureux, lorsqu'il se vit débarrassé pour toujours de cette dégoûtante infirmité qui était une source de chagrin et de répugnance continuelle pour lui et pour sa famille.

On voit, par cet exposé, que les malades ne peuvent pas mettre trop d'attention à rechercher la cause et le genre de maladie qui les affectent, afin d'y porter promptement remède. Friche avait pris une pustule maligne pour un furoncle; se reposant dans cette croyance, il ne cherchait aucun moyen de guérison et marchait à grands pas vers sa destruction, lorsque, par hasard, je lui donnai des soins. Mais que de souffrances il se serait épargnées, que de dangers il aurait pu éviter, s'il avait réclamé plus tôt les secours de l'art !

Obs. III. Mme F., âgée de vingt-cinq ans, d'une forte constitution, d'un tempérament sanguin, se trouvait enceinte de sept mois, sans avoir souffert la plus légère indisposition, lorsque, étant à la campagne, elle se sentit piquer sur la paupière supérieure, où, dès le lendemain, elle ressentit de la démangeaison. Le surlendemain, la chaleur et le prurit augmentèrent; la paupière se gonfla et se couvrit d'une phlyctène qui produisit un sentiment de chaleur et de tension; la tête devint lourde et embarrassée. Le troisième jour, les vertiges, les angoisses et une forte fièvre se développèrent. La pustule s'élargit, se déchira et laissa écouler un liquide roussâtre, sous lequel apparut un point noir entouré d'une aréole rouge dont le pourtour était brûlant. Le quatrième jour, la gangrène, s'étendant à toute la paupière, détermina la patiente à venir me trouver. L'escharre était circonscrite par un cercle rouge qui indiquait sa prochaine séparation des parties vivantes.

Abandonnant ce travail à la nature, je fis laver la plaie avec la liqueur de LABARRAQUE et panser avec un plumasseau couvert d'onguent digestif. Une saignée, nécessaire pour faire disparaître la céphalalgie et les accidents inflammatoires, fut pratiquée. Quelques jours après ce traitement, un grand mieux se déclara. Le gonflement de la paupière diminua, ainsi que la rougeur; l'escharre continua à se détacher; enfin, le neuvième jour, elle tomba et la guérison fut prompte. Le muscle releveur de la paupière et le derme furent détruits; il ne resta que la membrane muqueuse. Le voile palpébral perdit sa mobilité et se rétracta. Un traitement prompt et actif aurait pu certainement détruire cette pustule et empêcher cette malheureuse de perdre l'usage de la paupière.

Obs. IV. Bourdon, âgé de trente-cinq ans, d'une forte constitution, conducteur d'une scierie située au milieu des montagnes, éprouva subitement sur le dos de la main une douleur lancinante avec une vive démangeaison qu'il pensa être le résultat de la piqûre d'un insecte. Il se contenta de laver la main avec de l'eau de source et de couvrir l'endroit douloureux d'une compresse imbibée de vinaigre de bois.

Le lendemain, le membre était gonflé, la peau rouge et très-brûlante; la piqûre proéminente laissait voir une petite pustule jaunâtre, de la grosseur d'une lentille; la nuit fut agitée; la fièvre se déclara et fut accompagnée de vertiges. Pour calmer ces accidents, on lui conseilla de couvrir le membre malade de cataplasmes de fiente de vache, et de boire du vin, ce qu'il essaya en vain pendant plusieurs jours, après lesquels il me fit appeler. Les accidents généraux s'étaient accrus au point que ce malheureux avait des angoisses affreuses, du délire, des vertiges et une fièvre très-violente. La pustule s'était développée et propagée à toute l'extrémité du membre; les phlyctènes couvraient le bras, la main et les doigts; l'auriculaire et l'annulaire étaient complétement desséchés, noirs, et sur le point de se détacher.

Les renseignements que je pus recueillir sur cet affreux désordre me firent penser qu'en effet la piqûre d'un insecte pouvait l'avoir provoqué.

L'inflammation phlegmoneuse du bras qui se développait avec violence, le délire, l'intensité de la fièvre, m'obligèrent à pratiquer une saignée, à faire plusieurs incisions sur la face externe du bras, et à couvrir toutes ces parties de cataplasmes toniques, arrosés de la liqueur de Labarraque.

Le lendemain, la rougeur et l'engorgement considérable de cette extrémité, survenus pendant la nuit, s'étendaient depuis la main jusqu'à l'épaule et se propageaient jusqu'à la poitrine. Je me vis forcé encore, malgré les moyens employés la veille, de provoquer une seconde émission sanguine et de cautériser les incisions avec le beurre d'antimoine. Ces moyens opérèrent un soulagement marqué, le délire céda, les angoisses disparurent, et insensiblement la rougeur du bras pâlit.

Le lendemain, le malade reprit connaissance; de larges plaques gangréneuses couvraient la main et l'avant-bras; la fièvre était encore violente. Des indices de suppuration existant à la main et à l'avant-bras, me décidèrent à appliquer des cataplasmes camphrés et à donner pour boisson du petit-lait nitré.

Le 15, même état, même pansement et même régime ; le doigt auriculaire et l'index commencent à se détacher.

Le 16, une incision pratiquée sur les escharres laisse échapper une grande quantité de pus; l'usage des cataplasmes est continué.

Le 17, les deux doigts sont détachés, les plaies sont pansées avec de la charpie enduite de cérat. Un second abcés, formé prés de l'articulation huméro-cubitale, est ouvert.

Le 20, la peau et le tissu cellulaire mortifiés tombent, sans que les muscles mis à découvert paraissent lésés. Je donne issue à une troisième collection purulente développée dans la paume de la main.

Enfin, malgré toutes les précautions, le pus fuse entre les muscles du bras et de la main. J'établis deux sétons au bras; un sur l'éminence hypothénar, un autre sur l'éminence thénar, un troisième sur la première phalange du médius qu'il traverse entiérement.

Pour provoquer la chute des escharres, j'avais employé le styrax et l'onguent digestif étendus sur de la charpie que j'avais recouverte de compresses imbibées d'une décoction de quinquina.

Une suppuration abondante et louable s'établit; chaque jour je remarquai du mieux. Les sétons, devenant inutiles, furent supprimés, et la cicatrisation compléte s'opéra en peu de temps.

Les fonctions digestives n'étant plus dérangées, une purgation, du vin de Bordeaux et un régime analeptique furent conseillés pour ramener les forces.

Quoique la cicatrisation fût compléte, les mouvements du bras et des doigts étaient encore impossibles; des lotions avec le vin aromatique, des bains gélatineux, les ramenèrent insensiblement. Quelques mois aprés, ce malheureux reprit ses travaux habituels, s'estimant bien heureux d'avoir non-seulement la vie sauve, mais encore d'avoir conservé le bras.

Obs. V. Trente, âgé de trente ans, d'une constitution faible, ouvrier tanneur, éprouva, six heures après avoir mis des peaux en fosse, une douleur très-vive à la main et au bras gauche, avec chaleur brûlante qui se porta à la tête et causa des étourdissements. Pendant la nuit, il y eut insomnie, palpitations et faiblesse.

Le lendemain, une grande quantité de petits boutons, ayant la grosseur d'une tête d'épingle, remplis de sérosité jaunâtre, se montrèrent sur le membre ; ils se développèrent insensiblement et s'étendirent de plus en plus. Le prurit augmenta, les accidents généraux s'aggravèrent et le forcèrent à réclamer mes soins. Déjà un petit tubercule, dur, rénitent, avait remplacé la rougeur; la peau était tendue; les vésicules laissaient échapper quelques gouttes de sérosité roussâtre, sous laquelle le derme avait un aspect brunâtre. Les phlyctènes étaient plus ou moins grandes, irrégulières.

Le malade me dit que sa vue s'obscurcissait, que les objets vacillaient et tournaient autour de lui, que les jambes étaient faibles, que la soif était ardente, que des envies de vomir le tourmentaient fréquemment et qu'il ne pouvait s'imaginer ce qui le faisait souffrir ainsi, ne se doutant pas du mal qui le menaçait. Après l'avoir instruit du danger qu'il courait, je lui proposai de détruire toutes les pustules au moyen du fer rouge (leur grand nombre s'opposant à ce que je misse en usage d'autres moyens). Je lui fis comprendre combien il était urgent d'agir sur-le-champ, afin d'enrayer la marche de la maladie, en concentrant le poison dans la partie lésée.

Un cautère en roseau, du diamètre d'une ligne, fut chauffé à blanc et servit à cautériser treize pustules, tant sur la partie externe des doigts de la main que du bras, sans produire une trop vive douleur. La main et le bras furent enveloppés d'une compresse imbibée d'huile camphrée, et une infusion amère fut administrée pour boisson.

Le lendemain, les accidents généraux étaient disparus; il n'y avait plus d'angoisse, de vertige, ni de faiblesse de membre; la fièvre seule persistait. Le gonflement du bras était considérable; les pustules étaient noires, charbonnées.

Quelques jours après, la suppuration commença, et les plaies furent couvertes de plumasseaux enduits d'onguent styrax. Bientôt les escharres se détachèrent, le gonflement du membre disparut et la cicatrisation s'opéra, sans laisser d'autres traces que les cicatrices.

Pour combattre le grand nombre de pustules qui s'étaient développées, et dans l'intention d'exciter l'action vitale dans la partie, d'y déterminer une inflammation qui changeât la nature de l'irritation septique et bornât la gangrène, j'avais cru devoir employer le cautère actuel, comme le moyen le plus prompt et le plus sûr.

Si ce malheureux avait habité la campagne, et qu'au lieu de réclamer de prompts secours, il se fût abandonné aux remèdes vulgaires, il est probable qu'il aurait été victime de son incurie. Dans ce cas, la cautérisation, employée à temps, a enrayé la maladie et arrêté les accidents.

Le grand nombre de pustules qui se sont développées partout avec la même intensité, démontrent suffisamment quelle étrange erreur on a commise en soutenant que les pustules ne se manifestent qu'au nombre d'une ou deux sur chaque individu.

Obs. VI. Friant, tanneur, âgé de trente-six ans, après avoir mis des cuirs en fosse, vit paraître sur la partie interne de la première phalange du doigt auriculaire de la main gauche, une légère tache avec prurit et picotement ; le lendemain, il se forma un petit tubercule surmonté d'une pustule vésiculaire qui était accompagnée de douleur vive, de fièvre violente, de chaleur à la peau et de céphalalgie.

Craignant qu'en abandonnant cette maladie à elle-même, elle ne se bornât pas, je crus devoir pratiquer une saignée, appliquer des sangsues au pourtour de la tumeur et même à l'épigastre, pour conjurer une gastro-entérite, mais, ayant remarqué que les accidents persistaient et que l'affection faisait de rapides progrès, je me décidai à abandonner cette voie, pour recourir à la cautérisation par la potasse caustique, qui, en vingt-quatre heures, arrêta la marche de la maladie et donna lieu à une guérison prompte.

A l'époque où Friant fut pris de cette pustule, Broussais et plusieurs de ses élèves les plus distingués avaient avancé que dans la pustule maligne, la fièvre se développait plus particulièrement dans le cas où les viscères s'irritaient et lorsque l'irritation prenait le caractère de gastro-entérite; que la pustule maligne devenait ordinairement grave, lorsque les antiphlogistiques n'étaient pas employés à temps. J'avais mis en usage la saignée, les applications de sangsues à l'épigastre et au pourtour de la pustule, sans obtenir aucune amélioration, ce qui me décida à ne plus temporiser et à recourir à la cautérisation. La prompte guérison qui suivit cette opération me prouva son efficacité et sa supériorité sur le traitement antiphlogistique.

Obs. VII. Martin, âgé de soixante-huit ans, perdit sa vache, atteinte du charbon, et la dépouilla; le surlendemain, il vit paraître sur l'avant-bras trois pustules qu'il négligea de soigner, huit jours après, tous les accidents étaient arrivés au plus haut degré d'intensité. Il réclama mes soins, que je lui prodiguai, malgré le peu d'espoir que j'avais de le guérir. Une application de potasse caustique fut faite sur chaque pustule; un traitement tonique fut prescrit, et un topique camphré enveloppa tout le membre malade. Toutes ces précautions furent inutiles; deux jours après, Martin n'existait plus.

Obs. VIII. La femme du pâtre de R... prit l'affection charbonneuse en soignant des moutons atteints de cette cruelle maladie. Bientôt les pustules apparurent avec tous les symptômes de l'infection. Je fis l'excision du bouton, en ayant soin d'enlever même le cercle inflammatoire, et j'eus la douleur de voir persister les accidents, que je m'empressai d'arrêter au moyen de la cautérisation faite avec la pâte caustique de Vienne, moins heureux que le docteur WENDROTH, qui, en enlevant les tissus malades avec l'instrument tranchant, parvint à triompher de la maladie.

Obs. IX. François, de F..., âgé de trente ans, ayant un cheval atteint d'une affection putride, crut devoir lui faire prendre des bains prolongés. La chaleur de l'atmosphère étant très-intense, il se débarrassa de ses vêtements et monta son cheval pour le maintenir dans l'eau. Le lendemain, il sentit des démangeaisons et de fortes chaleurs au scrotum, accident auquel il ne fit l'abord pas attention. Le scrotum se tuméfia, devint douloureux et se couvrit de plusieurs vésicules dont le pourtour était d'un rouge livide. La fièvre était forte, la bouche sèche, la soif intense et la tête douloureuse.

Quelques jours après, les symptômes s'aggravèrent, le scrotum, très-gonflé, révélait la couleur rouge foncée; le ventre et les jambes étaient œdématiés, tendus. Le malade était tourmenté d'une somnolence continuelle. Six jours après l'invasion, je vis ce malheureux dont je trouvai le scrotum gangrené. Il souffrait d'intolérables maux de tête; il avait des angoisses et paraissait être dans un anéantissement complet.

Il me raconta que, ressentant de grandes souffrances dont il ne prévoyait pas la véritable cause, il avait fait usage d'un cataplasme, qui, par sa chaleur, avait sans doute provoqué les accidents que je remarquais.

Ne pouvant méconnaître l'affection charbonneuse, je pressai le malade de questions pour en découvrir la cause. Aussitôt que je la connus, je pratiquai une saignée; je fis des scarifications sur la peau du scrotum qui était sphacelée; je saupoudrai les incisions de poudre de camphre, que je recouvris de plumasseaux trempés dans de l'eau chlorurée, et je prescrivis une potion tonique.

Le surlendemain, la céphalalgie et les anxiétés avaient disparu; les ardeurs de la peau étaient calmées; l'abdomen et les jambes dégonflés; enfin, une ligne de démarcation commençait à s'établir entre le mort et le vif. Je couvris le scrotum de plumasseaux enduits d'onguent styrax et je continuai les lotions chlorurées. Le ventre fut relâché avec l'eau de Sedlitz, et la diète la plus rigoureuse fut prescrite.

Quelques jours après, le scrotum sphacelé tomba complétement et laissa les deux testicules entièrement disséqués. La suppuration, d'abord épaisse et louable, devint séreuse; les testicules se couvrirent insensiblement de chairs grenues et vermeilles; chaque jour amenait une amélioration qui bientôt donna lieu à la cautérisation complète, facilitée par un traitement simple qui consistait à envelopper les organes souffrants de compresses imbibées d'huile.

Ce malheureux guérit avec un scrotum formé aux dépens des téguments de l'abdomen et des jambes qui se rapprochèrent insensiblement pour former la cicatrice. Les testicules enfermés dans cette enveloppe et y adhérant, étaient appliqués contre les os pubis, ce qui ne l'empêcha pas de devenir père plusieurs fois et de vaquer à ses occupations habituelles.

Je ferai remarquer que les sujets des quatre premières observations ont été victimes de l'inoculation du fluide septique par des insectes, le premier sur le bras, le second sur la joue, le troisième sur la paupière, et le quatrième sur la main. Trente et Friant, exerçant la profession de tanneur, ont contracté la maladie en touchant des peaux d'animaux morts du charbon et imprégnées de virus charbonneux. Dans les observations 7, 8 et 9, les malades ont également puisé le venin par la voie de l'absorption cutanée; Martin, en dépouillant sa vache; la femme du pâtre, en soignant des moutons malades; et François, de F..., en montant un cheval affecté du typhus contagieux.

Quelle est la nature de ce venin terrible, dans lequel réside le principe de tant de maux, se demande Richerand? « Agit-il comme corrupteur des parties sur lesquelles il se « développe? » Il serait possible, car il produit l'extinction des propriétés vitales, l'abolition des mouvements organiques, la mort locale des parties qui en éprouvent l'action. Mais c'est en vain que l'on a cherché son essence, elle nous est et nous sera longtemps inconnue. Les faits prouvent qu'on ne peut nier son existence, ni attribuer ses effets à une simple inflammation. Bouillaud dit, avec les anciens, que « c'est un principe contagieux, tantôt fixe et tantôt « volatil, qui transmet et perpétue une affection dont les « caractères sont invariables. » En résumé, il est impossible de dire quelle est la nature de ce fluide dans l'état actuel de la science. Il serait donc urgent d'écarter complétement de l'homme sain la cause palpable qui donne lieu à ces maladies contagieuses, ou de chercher à les neutraliser, lorsqu'elles se sont développées[1].

[1] Il serait à désirer avant tout que la police fît exécuter avec plus de sévé-

Les tanneurs, les bouchers, les palefreniers et les bergers, si exposés par leur profession à contracter la pustule maligne, pourraient peut-être se préserver de ce fléau en se graissant les mains avec du suif ou en les lavant avec de l'eau chlorurée, lorsqu'ils dépècent des animaux morts d'affection contagieuse ou qu'ils soignent des bestiaux malades.

Il devrait aussi être défendu de les dépouiller, car, malgré toutes les précautions possibles, il paraît que le virus est tellement identifié avec les chairs et avec les peaux, que pendant bien des années ces dépouilles conservent la faculté de le transmettre sans qu'aucun moyen connu de l'art puisse le neutraliser.

« *Auditu mirabile*, dit CAPURON, *contagium pellibus* « *pilisque sic adhæret ut nulla ferè arte deleri possit,* « *atque plures per annos nocendi facultatem servet.* »

Le diagnostic de cette maladie est très-essentiel à connaître et facile à saisir; le peu d'élévation de la tumeur, la chaleur brûlante, la rougeur qui ne disparaît point par la pression du doigt, les vésicules qui paraissent lorsque la tumeur est plus avancée, la couleur noire de la peau qui se montre lorsque les pustules sont ouvertes et qu'elles ont laissé échapper la sérosité qu'elles contenaient, la fai-

rité les ordonnances qui ont pourvu à la salubrité publique, en défendant de laisser exposées à l'air les dépouilles d'animaux tués ou morts de maladies, et de faire dans les habitations des amas de leur chair destinés à la nourriture d'autres animaux. Elle devrait faire comprendre aux habitants qu'en déposant dans leurs maisons des cadavres qui y subissent tous les degrés de la putréfaction, ils s'exposent, ainsi que leurs voisins, à des émanations putrides en respirant l'air méphitique qui émane de ces corps, et ils mettent les animaux qu'ils possèdent dans le cas de contracter des maladies charbonneuses, en leur faisant manger des viandes en état de décomposition.

C'est aux magistrats dépositaires de l'autorité des lois à faire cesser enfin cet abus, et celui qui aura le courage de vaincre les obstacles qu'on y oppose encore en quelques endroits, aura bien mérité de l'humanité.

blesse, les vertiges, les anxiétés, sont autant de symptômes au moyen desquels on distingue cette maladie. On ne peut pas la confondre avec le *phlegmon*, dont la terminaison n'est pas essentiellement gangréneuse, ni la douleur aussi brûlante. La rougeur de la partie tuméfiée n'est pas aussi livide. La petitesse du pouls, les vertiges, le hoquet et les syncopes ne l'accompagnent pas non plus

Elle diffère du furoncle en ce que le sommet de la pustule maligne est terminé par un point noir qui ne se trouve dans le furoncle que lorsqu'il tient de l'anthrax. Cette couleur noire ne se montre alors que vers la fin de la maladie. La tumeur est beaucoup plus proéminente, sans être accompagnée de symptômes généraux aussi graves que ceux de la pustule maligne.

Cette maladie a été d'autant plus dangereuse que les infortunés qui en ont été atteints ont négligé de prendre les précautions nécessaires à en arrêter les progrès, croyant que la tumeur qui se développait avec rougeur et tumeur n'était rien autre qu'un furoncle dont les suites ne présenteraient aucun danger; aussi plusieurs des individus qui font le sujet de ces observations, furent victimes de leur incurie, tandis qu'au début de la maladie, ceux qui soupçonnèrent son intensité ou qui reconnurent le danger auquel ils étaient exposés, purent y apporter des remèdes efficaces. Ils guérirent en très-peu de temps, sans être affligés de cicatrices désagréables.

Loin donc d'abandonner aux seules forces de la nature le soin de rétablir l'harmonie, comme l'indiquent quelques médecins, entre autres M. Wagner, qui, après une longue expérience s'appuyant sur des faits, conseilla de tout abandonner aux ressources de la nature et de se réduire au simple rôle d'observateur, le praticien doit, au contraire, employer tous les moyens de son art pour conjurer le danger qui menace les jours du malade. Car si, dans certains cas heureux, tels que ceux des observations 5 et 9, la terminaison s'est bornée à quelques escharres dont la chute a été promptement suivie de la cicatrisation, il est arrivé aussi dans l'observation 7 que la terminaison a été funeste, parce que les secours avaient été trop tardifs.

Concentrer le plus promptement possible le poison par la cautérisation, exciter l'action vitale des parties circonvoisines, déterminer une inflammation vraie qui borne la gangrène et qui sépare l'escharre, tels sont les moyens qui me paraissent les plus rationnels.

Un morceau de potasse caustique, ou la pâte caustique de Vienne, appliquée à temps sur le centre de la tumeur, m'ont toujours parfaitement réussi. Le cautère actuel que j'ai mis en usage plusieurs fois avec succès, serait souvent préférable au cautère potentiel, si les malades en étaient moins intimidés. Il est circonscrit dans son application, il sépare et détruit plus promptement les substances morbifiques, et atteint le venin, pour ainsi dire, dans ses retranchements.

Les caustiques occasionnent peut-être une douleur plus légère que le cautère actuel, mais elle est d'une durée beaucoup plus longue. Le fer rouge chauffé à blanc ne produit pas une douleur aussi atroce qu'on pourrait le croire. « Il fait beaucoup plus de peur que de mal, » dit DE LA VRILLIÈRE.

Friant et Trente, dont les pustules ont été cautérisées au fer rouge, n'ont pas accusé une douleur plus vive que ceux chez lesquels j'avais mis en usage les caustiques.

Quelquefois, reconnaissant la nécessité de dégorger les parties, je faisais précéder la cautérisation par des scarifications, dont je saupoudrai ensuite les incisions avec la poudre de camphre.

Après la destruction des parties gangréneuses par le caustique, je faisais faire des fomentations avec l'eau chlorurée, la décoction d'écorce de saule et, quelquefois, lorsque l'inflammation était trop violente, je prescrivais l'application de cataplasmes émollients. Je donnais à l'intérieur les toniques et les antiseptiques, lorsque les malades étaient faibles, afin de soutenir leurs forces et de déterminer la séparation de la partie gangrénée.

Un grand nombre de traitements ont été préconisés et comptent des succès.

Les anciens disaient qu'il ne fallait pas négliger les remèdes intérieurs et que les sudorifiques, les diaphorétiques et les médicaments sulfureux devaient être administrés avec profusion. Celse recommande la cautérisation lorsque le mal n'a pas cédé aux premiers remèdes. (*Si medicamentum malo vincitur, utique ad ustionem properandum est.*) Chaussier lui accorde beaucoup de confiance, il lui trouve le double avantage de former une escharre dure et de réveiller en même temps la vie dans les parties environnantes.

M. Lisfranc considère la cautérisation comme la méthode la plus efficace; il rejette les caustiques et ne se sert que du fer rougi au feu.

L'extirpation de la pustule, employée par quelques médecins, a été essayée sur la femme qui fait le sujet de l'observation 8; elle n'a pas arrêté les progrès du mal et m'a contraint à recourir à la cautérisation qui a eu le plus heureux résultat.

THOMASSIN assure qu'il a suivi longtemps cette pratique, et qu'il a fini par l'abandonner, après en avoir constaté les mauvais effets.

Je suis loin de contester les succès obtenus par les saignées générales et locales vantées par MM. BROUSSAIS, BAYLE et RÉGNIER, qui ont cherché à prouver dans leurs mémoires que la pustule maligne ne devient grave que parce que les antiphlogistiques ne sont pas employés à temps, mais je dois à la vérité de dire que le traitement antiphlogistique mis en usage avec vigueur chez Friant (obs. 8), n'a point répondu à mon attente et m'a forcé de recourir à la cautérisation qui a neutralisé les effets du virus en très-peu de temps.

Quoique les médicaments propres à détruire la pustule maligne varient considérablement, beaucoup cependant comptent des succès. Mais il est essentiel que cette maladie grave et promptement destructive soit reconnue à son début, afin qu'on puisse lui opposer à temps les moyens curatifs reconnus les plus efficaces. Il est donc du devoir du praticien d'attaquer le mal aussitôt qu'il se développe, et surtout de négliger les remèdes douteux, lors même qu'ils sont plus doux, pour employer ceux qui anéantissent instantanément le germe de la maladie.

Mon but, en faisant connaître ces observations choisies parmi un grand nombre d'autres, a été de prémunir mes confrères contre le traitement expectant préconisé par quelques auteurs anciens, et de démontrer l'efficacité de la cautérisation. J'ai voulu faire comprendre que la pustule maligne est d'autant plus redoutable, qu'à son début la victime qu'elle frappe se trouve dans la plus complète sécurité; afin d'épargner à mes semblables le danger d'une affection d'autant plus cruelle que, dans le cas même où elle ne détermine pas la mort, elle laisse des cicatrices indélébiles plus ou moins difformes ; enfin, mon plus grand désir a été de prouver combien les ressources de l'art et de la nature sont immenses dans le soulagement de l'humanité.

www.ingramcontent.com/pod-product-compliance
Ingram Content Group UK Ltd.
Pitfield, Milton Keynes, MK11 3LW, UK
UKHW021031220726
13924UKWH00001B/250